"Tan normal como usar lentes"
Guía para vivir bien con diabetes

Vivir bien con diabetes es como usar lentes, es decir, si tuvieras algún problema de visión te recomendarían utilizar anteojos para suplir esta complicación y así poder hacer tu vida como cualquier otra persona. En el caso de la diabetes sucede algo similar, al hacer el diagnóstico, tu especialista de la salud te aconsejará realizar cambios en tu estilo de vida (estos cambios son el equivalente a los lentes), los cuales te ayudarán a tener una vida plena y saludable.

Esta guía te ayudará a conocer cómo llevar un estilo de vida saludable para tomar el control de la diabetes y prevenir complicaciones. Arma unos "lentes" a tu medida y comienza a disfrutar la vida con diabetes.

Dra. Victoria A. Rajme Haje
Directora General y fundadora de EduSalud

www.edusalud.com.mx
Facebook: EduSalud
Twitter: @EduSalud

1era edición, CDMX, 2017

Índice

Directorio: mis datos y los de mis especialistas

Antes de comenzar a leer la guía te recomendamos que anotes tus datos y los de tu equipo médico. Esto te será útil en caso de una emergencia, así como para tener en un mismo lugar la información de los especialistas que te ayudan a vivir bien con diabetes.

Mis Datos

Nombre _____

_____

Tengo diabetes tipo:

Tipo 1 ☐   Tipo 2 ☐   Gestacional ☐

Otras enfermedades _____

Teléfono(s):

Casa _____   Celular _____
Otros _____

En caso de emergencia llamar a: _____

Profesionales de la salud:

Dentista _____   Teléfono _____

Podólogo _____   Teléfono _____

Nutriólogo _____   Teléfono _____

Oftalmólogo _____   Teléfono _____

Cardiólogo _____   Teléfono _____

Angiólogo _____   Teléfono _____

Educador en diabetes _____   Teléfono _____

Endocrinólogo _____   Teléfono _____

Medicamentos _____

_____

¿Cómo te ayudan tus emociones a cuidar la diabetes?

"A lo único que tenemos que temer es al temor mismo"
Franklin D. Roosevelt; presidente 32.° de E.U.A

Existen muchos mitos alrededor de la diabetes (a lo largo de esta guía mencionaremos algunos de ellos), uno de los principales mitos es: las personas que han sido diagnosticadas con diabetes no podrán vivir muchos años o ya no pueden realizar las mismas actividades (trabajar, ejercitarse, comer de todo, entre otras cosas) que hacían antes de recibir la noticia de que tienen diabetes.

La falta de información o mitos pueden llevar a las personas a experimentar diferentes emociones o estados de ánimo (principalmente porque el diagnóstico de diabetes representa un duelo con sus etapas: negación, culpa, coraje, rebeldía y aceptación) como depresión, tristeza y angustia. Al mismo tiempo se generan muchas dudas: ¿por qué a mi?, ¿qué sucede con mi cuerpo?, ¿por qué tengo diabetes?, ¿la diabetes se puede controlar?, ¿podré llevar una vida saludable?.

Sin embargo, a pesar de tener diabetes se pueden vivir muchos años y realizar todas las actividades de la vida diaria, como estudiar, trabajar, convivir con familiares y amigos, salir de viaje y practicar tu deporte favorito. Seguramente no lo sabías, pero a lo largo de la historia han existido políticos, artistas y deportistas (te recomendamos investigar sobre diferentes personajes famosos con diabetes) para quienes la diabetes no significó un obstáculo para alcanzar todas sus metas. No te preocupes, ¡ocúpate!

Es importante hablar de tus emociones respecto a la diabetes con tus familiares, amigos o especialistas (médico, nutriólogo, educador en diabetes), ya que sentirte con miedo o depresión puede ser la razón por la cual no estés logrando un control adecuado.

¿Cómo puedes saber si estás deprimido?

- Evitas hablar de tu diabetes
- Sientes miedo a perder tu salud
- Duermes la mayor parte del día
- Piensas que no existe algún beneficio de cuidarte
- Sientes que la diabetes controla tu vida
- Temor todo el tiempo a no poder cumplir con un compromiso
- Experimentar estrés porque piensas que es un problema que no estás preparado para resolver
- Sentirse muy sensible

En resumen, piérdele el miedo a la diabetes, olvida todos los mitos, infórmate, no pienses que estás solo, busca apoyo en tus familiares, amigos y especialistas de la salud (médico, nutriólogo, educador en diabetes, enfermera, entre otros). Igualmente, evita pensar en las complicaciones de la diabetes, mejor piensa en todos los beneficios de cuidarte gracias a la diabetes. Rompe el duelo al diagnóstico y haz de tus emociones un aliado para vivir bien con diabetes. Transforma las emociones negativas en positivas y con esto fortalecerás los cuidados diarios de la diabetes.

Por último, al final de la guía encontrarás una sección nombrada **"Mi espacio"**, ahí se colocaron un par de hojas en blanco para que hagas en ellas lo que quieras: escribir tus pensamientos, redactar un poema, dibujar, haz cualquier cosa que te ayude a sentirte mejor, utiliza este espacio para olvidarte un poco de la diabetes, quitar estrés y disfrutar tu día.

Post-tips

- Diagnóstico de diabetes provoca duelo, depresión tristeza y ansiedad.
- Estas emociones impiden que logres un control adecuado.
- Transforma tus emociones en un aliado en el cuidado de tu diabetes.

Actividad

Contesta las siguientes preguntas:

¿Cómo te trata la diabetes y cómo la tratas tú?

_____

_____

_____

¿Qué beneficios puedes obtener si realizas cuidados diarios al vivir con diabetes?

_____

_____

_____

Errores frecuentes

- Tener miedo nos paraliza e impide cuidar la diabetes.
- No hablar de tus miedos. Infórmate y conoce más de tu diabetes. Transforma el miedo en tu mejor aliado.
- Negar la diabetes, porque consideras que es una amenaza.

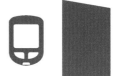

¿Qué es la diabetes?

"La educación sobre la diabetes se ha vuelto no sólo un elemento del tratamiento, sino el propio tratamiento"
Dr. Elliott P. Joslin; pionero en la educación en diabetes

Es común escuchar "la diabetes me dio por un susto", pero si la diabetes se desarrollara por un susto todos los que van al cine a ver una película de terror al terminar la función tendrían diabetes. Como éste hay muchos mitos de porqué se puede tener diabetes; a continuación, te presentamos la realidad sobre qué es la diabetes.

¿Qué es la diabetes?

La diabetes es una condición en la cual el cuerpo no puede utilizar o almacenar la energía (que contienen los alimentos) de forma adecuada, debido a esto se acumulan altos niveles de azúcar (glucosa) en la sangre.

Dentro de nuestro cuerpo existen millones de células que necesitan energía para funcionar. Esta energía proviene de los alimentos, cada vez que comemos nuestro cuerpo deshace la comida y saca de ella azúcar (glucosa), que es la energía que usan las células y la glucosa (azúcar) llega a todo nuestro organismo a través de la sangre.

Sin embargo, para que el azúcar (glucosa) entre a las células del cuerpo necesita de una llave maestra; esa llave maestra se llama insulina, que es una hormona producida por el páncreas (órgano de nuestro cuerpo ubicado detrás del estómago). Pero si el páncreas deja de producir insulina (llaves maestras) o produce insulina de mala calidad entonces el azúcar (glucosa) ya no entra a la células; por lo que, se acumula azúcar (glucosa) en la sangre (venas y arterias).

También, la insulina tiene la función de almacenar la energía (glucosa o azúcar) de los alimentos dentro de nuestro cuerpo.

Los almacenes de energía del organismo son el hígado, la grasa y músculos. Cuando no estamos comiendo, nuestro cuerpo utiliza estos depósitos de energía para funcionar, pero si no se está produciendo insulina o es de baja calidad, al igual que en las células, el azúcar (glucosa) no se alcanza a guardar en estos depósitos y se comienza a acumular en la sangre.

En resumen, piensa en tu cuerpo como un automóvil que necesita gasolina para avanzar, pero en vez de ir a la gasolinera nosotros debemos consumir alimentos para llenar el tanque. En este caso la insulina es la llave que abre el tanque de gasolina. Si no entra la gasolina entonces nuestro cuerpo se queda sin energía para trabajar, ir a la escuela, hacer ejercicio, entre otras actividades.

¿Cuántos tipos de diabetes existen?

Existen tres (principales) tipos de diabetes, diabetes tipo 1, diabetes tipo 2 y diabetes gestacional:

Diabetes tipo 1: Las personas con diabetes tipo 1 no producen insulina. Este tipo de diabetes se puede dar en personas de cualquier edad. Sin embargo, generalmente se desarrolla en niños o jóvenes y en algunas ocasiones en adultos. Las personas con diabetes tipo 1 necesitan inyectarse insulina todos los días, para suplir la falta de producción del páncreas y con esto controlar los niveles de azúcar (glucosa) en la sangre y aprovechar la energía de los alimentos.

Diabetes tipo 2: Este tipo de diabetes es el más común. En este caso el páncreas produce muy poca insulina o produce mucha insulina pero de baja calidad (se genera en el cuerpo resistencia a la insulina). El diagnóstico de la diabetes tipo 2 puede ocurrir a cualquier edad, antes era más común en adultos, pero cada vez se presentan más casos en niños y adolescentes.

También la diabetes tipo 2 se desarrolla por llevar un mal estilo de vida (comer en exceso y no realizar ejercicio). Si comemos mucho forzamos al páncreas a producir mucha insulina, ocasionando que se agote la generación de esta hormona o no se produzca adecuadamente. Generar poca insulina o de baja calidad no permite que la energía entre a las células o los depósitos de reserva del cuerpo.

Diabetes gestacional: Es la falla o resistencia a la insulina durante el embarazo. Este tipo de diabetes desaparece después del parto. No obstante, las mujeres que la presentan tienen grandes posibilidades de desarrollar diabetes tipo 2 si no controlan su peso y no realizan ejercicio después del embarazo. Por lo que es muy importante, que a las 6 semanas después de que nace el bebé se realicen la curva de tolerancia a la glucosa (prueba para el diagnóstico de diabetes), así como una vez al año.

¿Cómo afecta la diabetes a mi salud?

La diabetes es asintomática; es decir, no causa dolor o molestias; esto se debe a que dentro de nuestras venas o arterias (donde se acumula el exceso de azúcar por causa de un mal control de la diabetes) no existen nervios que nos alerten de que existe un problema de salud.

Sin embargo, el no sentir molestias no significa que no esté pasando nada dentro del cuerpo. Los altos niveles de azúcar (glucosa) dañan las venas y arterias (como las que existen en los ojos, riñones y nervios de los pies) provocando complicaciones de salud. Asimismo, tener azúcar alta puede provocar derrame cerebral o problemas del corazón.

Pero recuerda que estos problemas de salud se presentan si no se realizan cambios en estilo de vida. Por lo que, evitar complicaciones a causa de la diabetes está en tus manos.

¿Qué puedo hacer para vivir bien con diabetes?

Actualmente no existe una vacuna, medicamento o proceso médico para curar la diabetes, pero la buena noticia es que la diabetes a diferencia de muchas otras enfermedades se puede controlar. Para evitar cualquier tipo de complicación, asociada a la diabetes, es necesario realizar ejercicio (es decir mantenerse activo), comer saludablemente (esto no significa vivir a dieta) y seguir el tratamiento médico.

Es importante apoyarse con los especialistas de la salud y la familia para alcanzar las metas de control; sin embargo, casi todo el cuidado diario para evitar complicaciones depende de ti. Ya que el cuidado implica realizar diferentes acciones en tu vida diaria y nadie más puede vivir tu vida por ti. También es importante que seas paciente ya que es necesario ser constante para alcanzar tus metas. En las siguientes secciones de la guía hablaremos más a fondo sobre lo que puedes hacer para vivir bien con diabetes.

Post-tips
- En diabetes la insulina no funciona adecuadamente y los niveles de azúcar en sangre aumentan o disminuyen bruscamente.
- Los principales tipos de diabetes son: diabetes tipo 1, tipo 2 y gestacional.
- La diabetes no duele y puede afectar tu salud sin que te des cuenta, para evitar daños es importante comer adecuadamente, realizar ejercicio y acudir con tus especialistas.

Actividad

Relaciona el tipo de diabetes con las imágenes

a) Diabetes 2

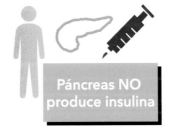

b) Diabetes gestacional

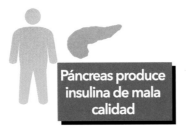

Errores frecuentes

- Tomar remedios caseros para controlar o "curar" la diabetes y no asistir al médico, ni realizar cambios en estilo de vida (alimentación y ejercicio).
- Pensar que la diabetes no duele, entonces no debe estar pasando nada en mi cuerpo.
- No buscar apoyo o información por miedo al diagnóstico.

c) Diabetes 1

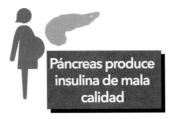

Respuestas:

a) Páncreas produce insulina de mala calidad
b) Páncreas produce insulina de mala calidad
c) Páncreas NO produce insulina

Glucosa: ¿qué necesito saber?

"La acción es la clave fundamental de cualquier éxito"
Pablo Picasso; pintor

Otro mito de la diabetes es que se puede curar con jugos o fórmulas medicinales, pero en este caso siempre sale más caro el remedio que la enfermedad, ya que estos "remedios" pueden provocar altos niveles de azúcar en la sangre o interferir con tu tratamiento. Como se mencionó anteriormente, la diabetes se puede controlar y para lograrlo es necesario estar al pendiente de tus niveles de azúcar (glucosa) a lo largo del día.

Medir tus niveles de azúcar es muy sencillo, lo puedes (y debes) hacer todos los días y varias veces con un medidor de glucosa. Con los resultados de tu medidor tú y tu especialista de la salud podrán verificar que el tratamiento, plan de alimentación y rutina de ejercicio están dando los resultados adecuados.

¿Cuáles son los niveles normales de glucosa en la sangre?

La Asociación Americana de Diabetes (ADA) recomienda mantener los niveles de glucosa (azúcar) en la sangre entre 80 y 130 mg/dL antes de comer (en ayunas) y menos de 180 mg/dL dos horas después de comer (medir el tiempo a partir del primer bocado). Sin embargo, también menciona que cada persona junto con su especialista de la salud pueden establecer niveles más o menos rigurosos dependiendo de sus metas de control y tratamiento.

En la siguiente imagen se muestra nuestra recomendación acerca de los rangos de control para los niveles de azúcar (glucosa) antes y después de comer. Se han establecido estos rangos para evitar complicaciones debido a bajas o altas de azúcar y para lograr un mejor control. Asimismo, se señalan los principales factores que influyen para que suba o bajen los niveles de azúcar (glucosa) en la sangre.

Valores recomendados en ayunas

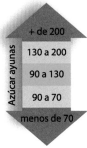

Azúcar ayunas
- + de 200
- 130 a 200
- 90 a 130
- 90 a 70
- menos de 70

¿Qué aumenta los niveles de azúcar (glucosa)?

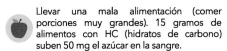

Llevar una mala alimentación (comer porciones muy grandes). 15 gramos de alimentos con HC (hidratos de carbono) suben 50 mg el azúcar en la sangre.

Vivir con estrés.

Tener una infección en cualquier parte del cuerpo.

Valores recomendados 2 horas después de comer

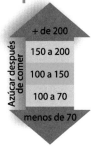

Azúcar después de comer
- + de 200
- 150 a 200
- 100 a 150
- 100 a 70
- menos de 70

¿Qué genera bajas en los niveles de azúcar (glucosa)?

Realizar 30 minutos de ejercicio disminuye 50 mg el azúcar en la sangre.

Consumir medicamentos (en caso de diabetes tipo 2). Dosis máxima de medicamentos disminuye 90-100 mg de azúcar en la sangre.

Aplicar insulina. Una unidad de insulina (una gota) para comidas disminuye 50 mg el azúcar en la sangre.

¿Cómo medir el azúcar (glucosa)?

Medir tus niveles de azúcar (glucosa) utilizando un glucómetro es muy sencillo; a continuación, te presentamos algunos consejos para que te sea más fácil checar tus niveles de azúcar todos los días y varias veces al día: en primer lugar, debes de conocer cómo funciona tu equipo (glucómetro), lee el manual de usuario. También, verifica que la codificación de las tiras sea igual a la del medidor; asimismo, revisa la caducidad de las tiras. Igualmente , es muy importante, que siempre registres los resultados que obtuviste con tu medidor. Finalmente pregunta a tu médico qué otros dispositivos existen para medir el azúcar.

(1) Lava tus manos antes de realizar la prueba y asegúrate de secarte correctamente (No debes usar alcohol).
(2) Inserta la tira en el monitor.
(3) Coloca la lanceta en el dispositivo de punción.
(4) Elige el dedo en que realizarás la punción.
(5) Verifica si es necesario codificar el monitor.
(6) Dar masaje en el dedo desde la base hacia la yema del mismo.
(7) Seleccionar la intensidad de punción y con ayuda de la pluma y lanceta pica tu dedo.
(8) Deja caer o coloca la gota de sangre en la tira reactiva.
(9) Esperar el resultado y registrarlo en tu libreta, computadora o celular.

Pasos Principales:

(1)

(3)

(7)

(8)

(9)

Es importante:

- Hacer la punción con la piel limpia y seca.
- Llenar bien de sangre la ventana de la tira.
- Siempre tapar el frasco que contiene las tiras para evitar contaminación.
- Tratar con cuidado tu equipo para que tenga un buen funcionamiento y una mayor vida útil.

Si tienes dudas sobre el proceso o los resultados consulta a tu médico. El auto monitoreo te da la confianza, seguridad y la independencia para manejar la diabetes y mantenerte en control.

¿Por qué suben y bajan los niveles de azúcar (glucosa) en la sangre?

Los niveles de glucosa (azúcar) pueden cambiar de un momento a otro por diferentes razones, a esto se le conoce como variabilidad glucémica. A continuación, te presentamos los factores que influyen para que tus niveles de azúcar varíen a lo largo del día. Conocer cómo se relaciona tu cuerpo con cada uno de estos factores, te ayudará a mantener tus niveles de glucosa en los rangos de control.

¿Qué es una alta de azúcar (hiperglucemias) y cómo se manifiesta?

Hiperglucemia es el término técnico que se utiliza para referirse a los altos niveles de azúcar en la sangre (más de 250mg/dL). Esto sucede cuando el organismo no cuenta con la suficiente cantidad de insulina o el cuerpo no puede utilizar la insulina adecuadamente.

Factores que suben los niveles de glucosa (azúcar) en la sangre:

- Comer grandes porciones de alimentos
- No realizar ejercicio
- No tomar suficiente medicamento para controlar la glucosa
- Cambios hormonales; por ejemplo, menstruación
- Por efecto secundario de otros medicamentos
- Infecciones o enfermedades; por ejemplo, gripe
- Estrés

Los síntomas de una alta de azúcar son:

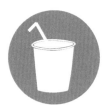

Aumento de sed

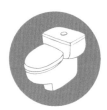

Necesidad frecuente de orinar

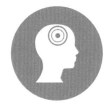

Dolor de cabeza, aturdimiento, irritabilidad, orinarse dormido, cara o boca adormecida, entre otros.

¿Qué hacer durante una alta de azúcar?

Si tienes una alta de azúcar debes beber mucha agua simple (sin azúcar) para evitar deshidratarte, ya que cuando se presenta una alta, tu cuerpo elimina una parte de esa azúcar (glucosa) extra a través de la orina, expulsando también agua; por lo que, procura tomar por lo menos 8 vasos de agua al día. Igualmente, debes estar al pendiente de tus niveles de azúcar durante el día, en caso de que estos se mantengan altos, toma tu temperatura para descartar que tengas una infección y consulta a tu médico.

Para evitar altos niveles de azúcar debes:

- Realizar una dieta balanceada No dejes de inyectarte insulina y utiliza las dosis recomendadas
- Revisa que tu insulina no esté caducada
- Si tomas medicamentos, verifica que no estén caducados y sigue al pie de la letra las indicaciones de tu médico
- Utiliza tu medidor de glucosa a lo largo del día para monitorear tus niveles de azúcar

"Tan normal como usar lentes"
Guía para vivir bien con diabetes
4 CAPÍTULO

¿Cómo evitar bajos niveles de azúcar en la sangre (hipoglucemias)?

Una hipoglucemia se caracteriza por niveles bajos de glucosa en la sangre usualmente menos de 70 mg/dl. Para saber si estás experimentando una baja de azúcar es necesario revisar tus niveles de azúcar.

Factores que disminuyen los niveles de glucosa (azúcar) en la sangre:

- Realizar ejercicio
- Consumir porciones demasiado pequeñas de comida
- Tomar bebidas alcohólicas; sobre todo, si antes no se han consumido alimentos
- Saltarse comidas o colaciones; por ejemplo, salir al trabajo o escuela sin desayunar
- Hacer un gran esfuerzo físico
- Tomar una mayor dosis de medicamento de la recomendada para controlar el azúcar
- Efecto secundario de otro medicamento

Los síntomas de una baja de azúcar son:

 Sudor abundante y frío

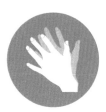 Temblor en las manos y después a lo largo del cuerpo o adormecimiento del mismo

 Ansiedad, sensaciones de agobio y angustia

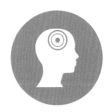 Dolor de cabeza

 Mareo

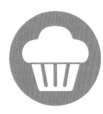 Hambre intensa, a veces con preferencia por alimentos dulces

 Ver doble o borroso

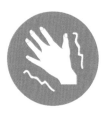 Hormigueo en la boca, cara o cualquier parte del cuerpo

 Perder el conocimiento

Si tienes los síntomas y no puedes revisar tus niveles de azúcar, trata de inmediato la hipoglucemia; ya que una baja muy severa de azúcar puede provocarte accidentes (por la pérdida de conocimiento) o graves problemas de salud.

¿Qué hacer durante una baja de azúcar?

Antes de tomar cualquier medida verifica con tu medidor que tu nivel de azúcar (glucosa) es bajo. Si el resultado es menor a 70 mg/dL, puedes tomar o comer algo que contenga 15 gramos de azúcar (hidratos de carbono); por ejemplo:

- Medio vaso de jugo de naranja
- Tomar media lata de refresco te puede ayudar, el refresco no debe ser de dieta
- Beber agua o té que contenga 2 cuadritos de azúcar o sobres de azúcar
- Tomar dos cucharaditas de azúcar, miel o mermelada

Guarda reposo durante 15 minutos y mide tus niveles de glucosa nuevamente. Si tu glucosa sigue por debajo de 70 mg/dL vuelve a consumir (beber o comer) otra porción con 15 gramos de azúcar (hidratos de carbono), espera unos minutos y de nuevo revisa tus niveles de glucosa. Si continuas con los síntomas por más tiempo y tu medidor muestra que tu glucosa sigue por debajo de 70 mg/dL comunícate con tu médico o acude al servicio de urgencias más cercano.

Si tus niveles ya subieron a más de 70 miligramos consume un alimento que aumente más de 50 mg, como por ejemplo un vaso chico de leche o un yogurt chico o medio sándwich y mantén el nivel alto por tres horas. Este tipo de alimentos te ayudarán a mantenerte en los rangos de control después de una baja de azúcar.

Por último, existen personas que no siempre presentan los síntomas de una baja (hipoglucemia) o alta (hiperglucemia) de glucosa; por lo que, te recomendamos medir tus niveles de glucosa (azúcar) a lo largo del día, así te podrás asegurar de que tu azúcar no esté alta o baja. Asimismo, si tienes constantes bajas o altas de azúcar acude con tu médico para realizar ajustes a tu tratamiento, programa de ejercicio y plan de alimentación.

¿Por qué es importante mantener los niveles de azúcar entre el rango de cifras adecuado?

El cerebro, al igual que los aparatos (computadora, televisión, radio, etc) que están conectados a la corriente eléctrica, funciona de manera óptima dentro de un rango de energía. Por lo que, es importante mantener los valores de azúcar (glucosa) entre los rangos de control en donde nuestro cerebro funcionará de manera óptima, abajo o arriba de estas cifras no puede trabajar adecuadamente y se puede dañar. De la misma manera, cuando a una computadora le llega una descarga muy alta o muy baja de corriente eléctrica.

Debido a esto, las cifras altas o bajas de azúcar presentan los síntomas antes mencionados, de esta forma el cerebro expresa que no está funcionando adecuadamente e intenta alertar para que corrijas las fallas.
(Como se ve en la ilustración de la siguiente página).

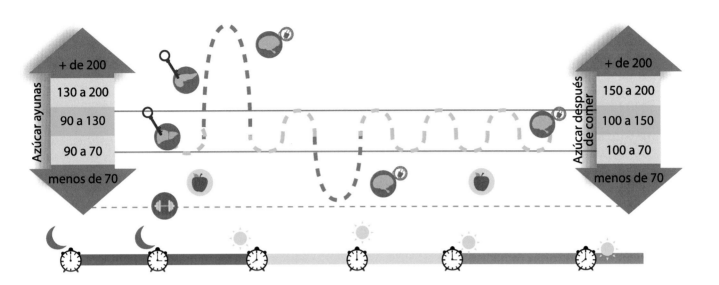

Post-tips

- Niveles normales de azúcar (glucosa) en ayunas 90-130 mgs/dL, y 2 horas después de comer 100-150 mg /dL.
- Existen factores que aumentan y disminuyen el azúcar a lo largo del día, con diabetes debes sincronizarlos para evitar altas y bajas de azúcar.
- Una alta de azúcar se conoce como hiperglucemia, cifras mayores de 250mg /dL.
- Una baja de azúcar se llama hipoglucemia, cifras menores de 70 mg/dL.

Actividad 1

Ubica tus niveles de azúcar en ayunas y 2 horas después de comer y compáralas con los rangos de control. Verifica que sean los adecuados.

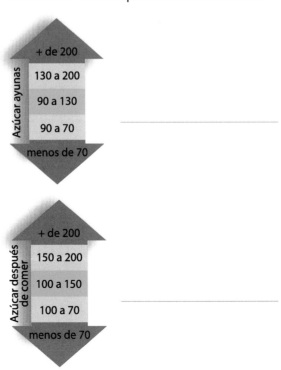

Actividad 2

Elabora una tarjeta para tu cartera con tu nombre y teléfonos de a quién llamar en caso de emergencia. Escribe los síntomas de hiper e hipoglucemia, cuáles son las causas que la ocasionan y qué medidas se deben tomar.

Errores frecuentes

- No esperar más de 2 horas para medir el azúcar después del primer bocado.
- Si tuviste una baja de azúcar y la lograste controlar te recomendamos, además de los jugos o refrescos, consumir alimentos que te ayuden a mantener el nivel de azúcar en la sangre estable por más tiempo, como la leche.

¿Qué puedo comer?

"Que tu alimento sea tu medicina y que tu medicina sea tu alimento"
Hipócrates; padre de la medicina

Otro de los grandes mitos de la diabetes es que ya no puedes comer de todo, ni disfrutar de tus comidas favoritas. Lo que tendrás que hacer es comer saludablemente, pero esto no significa que vas a estar a dieta por el resto de tu vida. Una buena alimentación, entre otros hábitos, no se basa en prohibir si no en saber elegir.

¿Cómo realizar un plan de alimentación saludable?

Cuando visites a tu médico, educador en diabetes o nutriólogo, debes tomar en cuenta los siguientes puntos para diseñar tu plan de alimentación:

- Qué alimentos te gustan
- Cuánto puedes y debes comer de cada grupo de alimentos
- Qué tipo de bebidas te gusta consumir
- Cuántas calorías debes consumir
- Cuál es tu estado de salud
- Horario de trabajo y/o estudio
- Horarios y actividad física que practicas
- Planear tres comidas principales (desayuno, comida y cena) y dos o más colaciones (comidas intermedias)
- ¿Dónde acostumbras comer?

Las reglas de oro de la alimentación saludable

Las reglas de oro de la alimentación saludable son: elegir las porciones adecuadas, no saltarse comidas (establecer horarios para comer) y combinar diferentes grupos de alimentos; de esta forma podrás evitar altas o bajas de azúcar, complicaciones a largo plazo y mantener un peso saludable. Como puedes notar, estas reglas no son especiales para las personas que viven con diabetes, de hecho las deben de aplicar todos los que deseen llevar una vida sana.

(1) Horarios:

Es importante planear o establecer los horarios en los que consumes tus alimentos, de esta forma evitarás omitir alguna comida o colación. Pero, ¿por qué debemos tener horarios al comer?; como ya se ha mencionado los alimentos contienen la energía que el cuerpo necesita para funcionar y parte de esta energía se utiliza inmediatamente y otra se almacena.

¿Recuerdas que el hígado es uno de los depósitos de energía (tanque de gasolina)?, bueno, pues este depósito sólo dura 5 horas. Por lo que, para evitar quedarnos sin energía y tener problemas de bajas de azúcar (hipoglucemias) es necesario que no pasen más de cinco horas entre cada comida.

Para lograr comer en periodos de tiempo de no más de 5 horas, debes de realizar tres comidas principales y dos colaciones o más (entre cada comida) a lo largo del día, siguiendo este consejo no tendrás hambre, tu cuerpo siempre tendrá energía y tu azúcar (glucosa) se mantendrá en los niveles adecuados.

(2) Porciones:

No existen alimentos prohibidos, pero lo que es importante para poder comer de todo es elegir las porciones adecuadas. Si mides tus porciones podrás mantener o alcanzar un peso saludable, no forzarás la producción de insulina del páncreas y evitarás altas de azúcar.

A continuación, te mostramos una guía para medir las porciones (en promedio) por grupos de alimentos utilizando diferentes objetos:

Grupo o familia de alimentos	Medida con taza medidora	Medida con cucharadas soperas	Medida con las manos	Medida con diferentes objetos
Verduras	1 1/2	16		+
Frutas	1/2	8		
Panes/ cereales	1/2	8		
Leguminosas	1/2	8		
Leche/ yogurt	1	-		-
Proteínas	1/2	8		Baraja de cartas
Grasas	-	1		Pelota ping pong

(3) Combinaciones:

Combinar diferentes grupos de alimentos en tus comidas y colaciones es fundamental para tener una alimentación balanceada, ya que cada familia de alimentos aporta distintos minerales, vitaminas y nutrientes necesarios para que nuestro cuerpo funcione y tengamos una vida sana.

Igualmente, cuando se vive con diabetes, el combinar diferentes grupos de alimentos ayuda a mantener los niveles de azúcar (glucosa) en control. Algunos alimentos como las frutas, el cuerpo las convierte más rápido en azúcar y otros como los lácteos se tardan más tiempo en convertirse en glucosa (azúcar). Por lo que, combinar los alimentos ayuda a controlar y mantener los niveles de azúcar en el rango de control (90-130 mg/dL, y 2 horas después de comer 100-150 mg /dL) hasta la siguiente comida.

Método del plato:

Una herramienta que ayuda a combinar las tres reglas de oro es el método del plato, ya que te ayuda en cada comida (horarios) a medir tus porciones y combinar diferentes grupos de alimentos. El método consiste en:

1 Divide tu plato en cuatro partes:
2 Sírvete verduras en dos de las 4 partes de tu plato.
3 En otra cuarta parte de tu plato sirve panes y cereales.
4 Las proteínas de origen vegetal, animal o ambas en una cuarta parte de tu plato.
5 Añade una o dos cucharadas de grasa saludable.

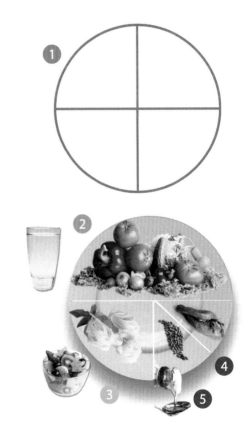

	Proteínas	Grasas	Azúcar o HC =1 cda de azúcar	¿Cuánto sube el azúcar (glucosa) una porción?	¿Cuánto tiempo mantiene el azúcar?
Verduras	6g	-	15g	Sube 50 mg	
Frutas	-	-	15g	Sube 50 mg	
Panes y cereales	2g	algunos	15g	Sube 50 mg	
Leguminosas	8g	algunos	15g	Sube 50 mg	
Lácteos	9g	8g	12g	Sube 50 mg	
Proteínas	7g	5g	-	No suben el azúcar	
Grasas	-	5g	-	No suben el azúcar	

Regla de Oro extra:

Hasta el momento sólo hemos hablado sobre los alimentos, pero una regla de oro extra para lograr buenos hábitos de alimentación tiene que ver con las bebidas que consumimos. Lo mejor que puedes hacer para cuidar tu peso, controlar tus niveles de azúcar y evitar complicaciones es tomar agua simple.

Los jugos, refrescos, bebidas deportivas y aguas de sabor tienen muchas calorías y azúcar; por lo que, debes de poner mucha atención al tamaño del envase de este tipo de bebidas. En caso de que tengas antojo de tomar alguna de estas bebidas te recomendamos consumir los productos elaborados con sustitutos de azúcar, pero tampoco debes beberlos en exceso ya que algunos tienen sodio (sal). También te recomendamos evitar los alimentos procesados o empaquetados porque al igual que algunas bebidas pueden contener mucha azúcar, grasa y sal.

En conclusión, la mejor forma de quitarte la sed y lograr un estilo de vida saludable es tomar agua simple. Y en caso de que tengas antojo de alguna bebida de sabor, recuerda que debes de ser muy cuidadoso de la cantidad de azúcar que contiene, calorías, sal (sodio) y tamaño del envase.

En la siguiente parte de este capítulo hablaremos de las cucharadas de azúcar contenidas en cada porción de los diferentes alimentos (conteo de carbohidratos). Por lo que, si ya tienes algunos minutos leyendo esta guía para el control de la diabetes te recomendamos tomar un descanso, ir por un vaso con agua y luego seguir leyendo. Lo aconsejamos porque para algunas personas, éste podría ser el tema más tedioso al hablar sobre diabetes; sin embargo, te darás cuenta que no es tan complicado como parece y es una pieza clave para el control de tu diabetes.

Aprendiendo a contar cuánta azúcar contienen las diferentes porciones de los alimentos que consumes (carbohidratos/ hidratos de carbono(HC)/ azúcar):

Hasta ahora, hemos hablado sobre las reglas para lograr buenos hábitos de alimentación. Sin embargo, cuando se vive con diabetes también es importante llevar la cuenta del consumo de azúcar (carbohidratos o hidratos de carbono) que realizas a lo largo del día. Pero no te preocupes, esto puede sonar más complicado de lo que es. A continuación, se explicará cómo contar el azúcar que contienen los diferentes alimentos (realizar el conteo de carbohidratos). Asimismo, comprenderás cómo se reflejará el consumo de azúcar (carbohidratos) en tu medidor de glucosa.

Alimentos que gastan y no gastan insulina:

Empecemos paso a paso, lo primero que debes saber es que existen alimentos que gastan y otros que no gastan insulina. En otras palabras hay comida (o grupos de alimentos) sin azúcar (hidratos de carbono), al consumir este tipo de comida el cuerpo no necesita producir insulina para convertirla en energía. En caso de que tu tratamiento incluya aplicarte insulina para este tipo de alimentos no necesitas inyectártela.

Por otra parte, están los grupos de alimentos que sí tienen hidratos de carbono o azúcar (los cuales son la mayoría), cuando los consumimos el cuerpo sí requiere de insulina para procesarlos y convertirlos en energía para el cuerpo. Si tu tratamiento incluye insulina para alimentos debes inyectártela cuando los consumes.

SI contienen azúcar y gastan insulina: Verduras, Frutas, Panes, Cereales y Lácteos.

NO tienen azúcar y NO gastan insulina: Proteínas (carne, pollo, pescado, etc) y Grasas.

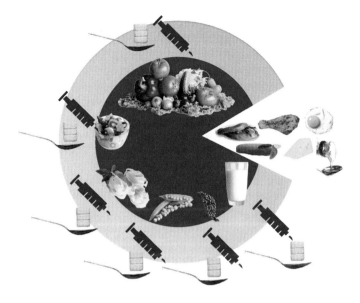

Alimentos que contienen azúcar elevan la glucosa

Tip: los alimentos que NO gastan insulina son aquellos que en su mayoría provienen de animales, excepto algunos lácteos (en otras palabras todo lo que tiene ojitos y se mueve). Sin embargo, consumir este tipo de alimentos en exceso puede provocar problemas del corazón o riñones. Por eso, lo mejor es elegir las porciones adecuadas de cada grupo de alimentos y combinarlos.

¿A qué equivale una porción de azúcar (carbohidratos) en diferentes alimentos?

No todos los alimentos contienen la misma cantidad de azúcar. Por ejemplo, un mango tiene más azúcar que unos nopales. Para poder estandarizar la cantidad de azúcar en los alimentos se determinaron porciones que equivalen a tener una cucharada o 3 cubos de azúcar (15 gramos) en cada porción.

Es por eso que el tamaño de la porción varía según la cantidad de azúcar que contienen los diferentes grupos de alimentos. Siguiendo con el ejemplo, media taza de mango es igual a una cucharada de azúcar y la porción que le corresponde en nopales, son 5 tazas (que también contienen una cucharada de azúcar).

El término científico de la cantidad de azúcar que contienen los alimentos se conoce como hidratos de carbono, y 15 gramos de hidratos de carbono es igual a consumir una cucharada de azúcar.

Traducido en una porción de comida, que contiene 1 cucharada de azúcar (o 15 gramos de hidratos de carbono o 15 HC), algunos ejemplos serían:

- 1 taza de leche
- 1 tortilla de maíz
- ½ taza de frijoles
- ½ taza de arroz
- 5 tazas de nopales
- 1 naranja

En promedio 1 cucharada de azúcar (15 g hidratos de carbono o HC) en las diferentes porciones por grupos de alimentos equivale a:

- Verduras: 1 ½ tazas
- Leche y yogurt: 1 taza
- Frutas, panes y cereales: ½ taza

(Recuerda, las carnes y grasas no contienen carbohidratos, por eso no hay un ejemplo de estos grupos de alimentos en la lista).

¿Cómo se refleja el consumo de carbohidratos en el glucómetro?

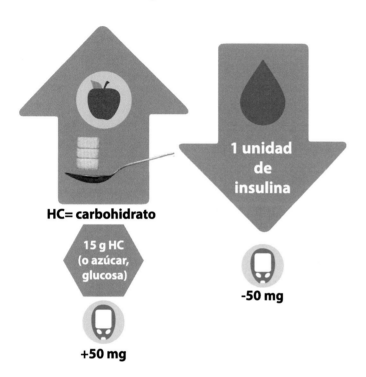

HC= carbohidrato

15 g HC (o azúcar, glucosa)

+50 mg

1 unidad de insulina

-50 mg

Comer 1 cucharada de azúcar (15 g de carbohidratos) sube 50 mg la glucosa en la sangre. Pero todo lo que sube tiene que bajar; en otras palabras, la contraparte de comer una porción de 1 cucharada de azúcar (15 g hidratos de carbono) requiere gastar una unidad de insulina (una gota de insulina) para que regrese el azúcar al nivel anterior.

Es decir, si comes una porción de carbohidratos tu cuerpo necesitará producir una gota de insulina (o tendrías que inyectarte una unidad de insulina) para procesar la comida y convertirla en energía. Al aplicar (o producir) una unidad de insulina se reflejará, en tu glucómetro, en una baja de 50 mg de glucosa en la sangre.

¿Cuántas porciones de carbohidratos puedes consumir?

En promedio se recomienda consumir 3 o 4 porciones de alimentos que contengan una cucharada de azúcar (15 g de carbohidratos) en cada comida (desayuno, comida, cena) y una o dos porciones en colaciones. Sin embargo, no existe un número mágico, ya que cada persona es diferente y puede que necesite consumir más o menos porciones de alimentos que contienen azúcar (carbohidratos o hidratos de carbono (HC)).

Se deben comer sólo 3 o 4 porciones, porque consumir más, implica forzar el funcionamiento del páncreas. Esto es algo similar al estudio de curva de tolerancia a la glucosa, el cual se utiliza para diagnosticar diabetes. En esta prueba las personas ingieren 75 gramos de azúcar (5 cucharadas) y se observa si el páncreas puede mantener las cifras de azúcar en la sangre en control, si no es así se realiza el diagnóstico de diabetes.

A continuación, te presentamos un ejercicio para realizar un cálculo aproximado del número de cucharadas de azúcar (hidratos de carbono) que puedes consumir a lo largo del día. Sin embargo, te recomendamos acudir con un especialista de la salud para diseñar un plan de alimentación acorde a tu estado de salud y estilo de vida.

Ejercicio:

Recuerda que la contraparte de una porción de carbohidratos (o azúcar que contienen los alimentos) es una unidad de insulina, por lo que el número de porciones que puedes consumir dependerá de la cantidad de insulina que produce tu cuerpo o que te inyectas.

Primer paso, calcula la insulina que produce tu cuerpo:

Insulina para alimentos = tu estatura (en cm) – (menos) 100 / (entre) 4

Ejemplo, para una persona que mide 1 metro con 60 centímetros:

Insulina para alimentos= 160 cm - 100 = a 60. Entonces 60 /4 = 15 unidades de insulina para alimentos o número de porciones de carbohidratos que puedes consumir a lo largo del día.

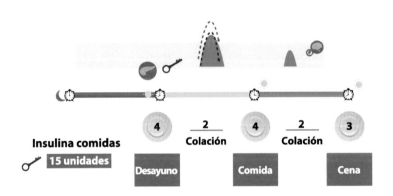

Insulina comidas
15 unidades

4 — 2 Colación — 4 — 2 Colación — 3

Desayuno — Comida — Cena

Ahora, calcula cuánta insulina diaria para alimentos produce tu cuerpo: Anota tu estatura _____ menos 100 ____/4 =_____ Insulina diaria para alimentos.

Aproximadamente, éste es el número de porciones de carbohidratos que podrás consumir a lo largo del día, debes distribuirlos entre el desayuno, comida, cena y colaciones.

Resumen:

En resumen, 1 cucharada de azúcar equivale a 1 porción de alimento que contiene 15 g de carbohidratos.

Si se consume una porción, en el glucómetro se mostrará como el aumento de 50 mg de glucosa en la sangre. La contraparte de 1 cucharada de azúcar 1 porción de 15 g de carbohidratos es una gota de insulina, al producir el páncreas o aplicar esta unidad de insulina el glucómetro reflejará una baja de 50 mg de glucosa.

Por último, 1 cucharada de azúcar, una porción de carbohidratos (15 gramos) por grupo de alimento en promedio equivalen a 1 ½ tazas de Verduras, 1 taza Leche o Yogurt y ½ taza de - Frutas, Panes y Cereales.

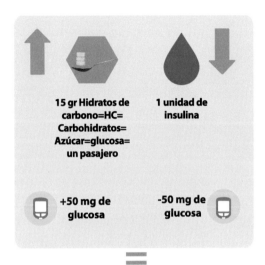

15 gr Hidratos de carbono=HC= Carbohidratos= Azúcar=glucosa= un pasajero

1 unidad de insulina

+50 mg de glucosa

-50 mg de glucosa

=

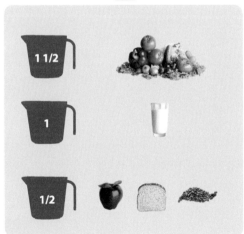

1 1/2

1

1/2

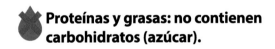
Proteínas y grasas: no contienen carbohidratos (azúcar).

"Tan normal como usar lentes"
Guía para vivir bien con diabetes
5 CAPÍTULO

Lectura de etiquetas

A continuación, te presentamos una guía para leer las etiquetas de los alimentos procesados (papitas, galletas, comida congelada, bebidas, entre otros). Presta especial atención al número de porciones que incluye el paquete o envase y la cantidad de carbohidratos (azúcares) que contiene.

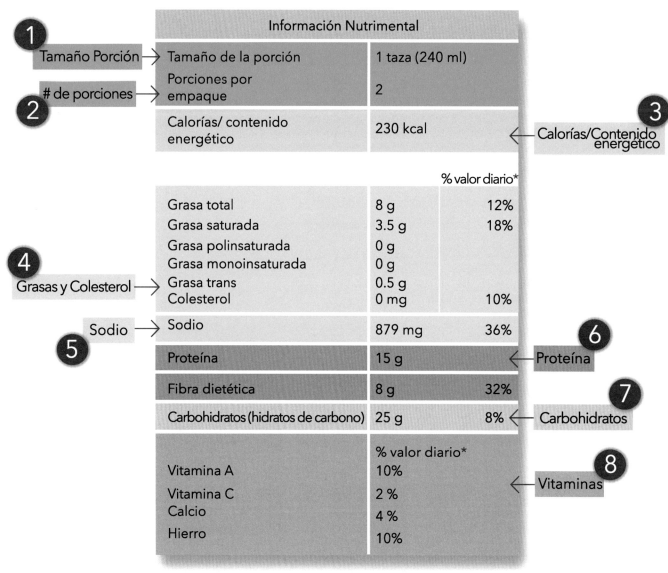

Información Nutrimental		
Tamaño de la porción	1 taza (240 ml)	
Porciones por empaque	2	
Calorías/ contenido energético	230 kcal	
		% valor diario*
Grasa total	8 g	12%
Grasa saturada	3.5 g	18%
Grasa polinsaturada	0 g	
Grasa monoinsaturada	0 g	
Grasa trans	0.5 g	
Colesterol	0 mg	10%
Sodio	879 mg	36%
Proteína	15 g	
Fibra dietética	8 g	32%
Carbohidratos (hidratos de carbono)	25 g	8%
		% valor diario*
Vitamina A	10%	
Vitamina C	2 %	
Calcio	4 %	
Hierro	10%	

1 Tamaño Porción
2 # de porciones
3 Calorías/Contenido energético
4 Grasas y Colesterol
5 Sodio
6 Proteína
7 Carbohidratos
8 Vitaminas

* % de Nutrimientos diarios recomendados, basados en una dieta de 2,000 kcal, la cual puede variar dependiendo de cada individuo.

1) Tamaño de la Porción: Busca el tamaño de la porción, la información nutrimental de los productos está descrita con base al tamaño de la porción que se indica.

2) Número de porciones: Los productos pueden contener una o más porciones; por lo cual, es importante tomar en cuenta el número de porciones que comiste o vas a comer. Por ejemplo, si consumes más de una porción, para calcular las calorías debes multiplicar el número de porciones que consumiste por las calorías que tiene una porción.

3) Calorías/Contenido Energético: Señala el número de calorías que contiene una porción. Para mantener un peso saludable se recomienda consumir productos con pocas calorías. Revisa las calorías para evitar consumir más de las que debes.

4) Grasas y Colesterol: Para evitar problemas de salud (especialmente del corazón) se recomienda consumir alimentos con niveles bajos de grasas saturadas (menos de 1 g por porción) y grasas trans por porción. Se recomienda que sean menos de 3 g por porción de grasas totales).

5) Sodio: Es mejor consumir productos con poco sodio (sal), para evitar problemas de presión alta. Se recomienda menos de 140 mg por porción).

6) Proteínas: Las proteínas se deben de consumir en porciones pequeñas para no tener problemas de daño renal (riñones).

7) Carbohidratos: Es importante prestar atención al total de carbohidratos, ya que estos se transforman en glucosa por lo que, consumir muchos carbohidratos provoca que tus niveles de azúcar en la sangre se mantengan altos. Recuerda que 15 g de azúcares (HC) aumentan 50 mg de glucosa (azúcar) en la sangre y gasta 1 unidad de insulina.

8) Vitaminas: Para lograr una alimentación balanceada busca productos que contengan vitaminas y minerales.

Post-tips
- El principal control o descontrol en la diabetes proviene de la cantidad de azúcar contenida en los diferentes grupos de alimentos que se consumen diariamente
- Contar las cucharadas de azúcar en las diferentes porciones de alimentos te ayuda a mantener tu azúcar en control

Mensajes clave
- Horarios, no más de cinco horas sin comer evitan bajas de azúcar
- Porciones, no más de cuatro alimentos que contengan una cucharada de azúcar por porción evitan bajas
- Combinaciones, combinar alimentos te permite mantener el nivel de azúcar sin variaciones hasta la siguiente comida

Actividad 1

A continuación encontrarás 4 formatos (desayuno, colación, comida y cena) que te ayudarán a diseñar un menú. En la columna de la izquierda (de cada formato) se muestra el ejemplo de como crear un menú saludable. Utilízalos como guía para diseñar un menú a tu medida en la columna de la derecha.

Grupos de alimentos que suben el azúcar y contienen 15 HC* cada porción gasta 1 unidad de insulina	Menú ejemplo DESAYUNO 4 porciones de alimentos con HC	Menú Personal DESAYUNO Elige 4 porciones de alimentos con HC
Verduras Porción promedio 1 ¹/² taza= 15HC 1 ¹/² taza nopales= 15HC 1/2 taza zanahorias= 15HC		
Frutas Porción promedio 1/2 taza= 15HC 1 taza papaya= 15HC 1/2 manzana= 15HC	1/2 taza de manzana = 15 HC– 1	
Panes y Cereales Porción promedio 1/2 taza= 15HC 1/2 taza cereal= 15HC 1 tortilla= 15HC	1 taza de cereal = 30 HC= 2	
Leguminosas Porción promedio 1/2 taza= 15HC 1/2 taza frijoles= 15HC		
Leche y Yogurt Porción promedio 1 taza= 15HC 1 taza leche entera= 15HC 1 taza yogurt= 15HC	1 taza de leche = 15 HC= 1	
Total de raciones con HC (azúcar)	= 4 porciones	=
Total de insulina que gastan	= 4 unidades de insulina	=
Azúcar antes de desayunar	110 mg	
Azúcar 2 hrs después de desayunar	137 mg	
Grupos de alimentos que NO suben azúcar		
Proteínas queso, huevo, carne res, pollo, cerdo		
Grasas almendras, aceites, aguacate , mayonesa, mantequilla, crema	1 cucharada de almendras	

* 15 Hidratos de carbono (HC) es igual a 1 cucharada de azúcar.

Grupos de alimentos que suben el azúcar y contienen 15 HC* cada porción gasta 1 unidad de insulina	Menú ejemplo COLACIÓN Elige 1 a 2 porciones de alimentos con HC	Menú Personal COLACIÓN Elige 1 a 2 porciones de alimentos con HC
Verduras Porción promedio 1 ½ taza= 15HC / 1 ½ taza nopales= 15HC / 1/2 taza zanahorias= 15HC		
Frutas Porción promedio ½ taza=15HC / 1 taza fresa = 15HC / 1 durazno chico = 15 HC		
Panes y Cereales Porción promedio ½ taza =15HC / 5 galletas marías = 15HC / 1 tortilla o un pan de caja = 15 HC	1 pan de caja para medio sándwich = 15 HC= 1	
Leguminosas Porción promedio ½ taza=15HC / ½ taza de frijoles o garbanzos =15HC / ½ taza frijoles = 15HC		
Leche y Yogurt Porción promedio 1 taza =15HC / 1taza leche entera = 15HC / 1 taza yogurt = 15 HC		
Total de raciones con HC (azúcar)	= 1 porción	=
Total de insulina que gastan	= 1 unidad de insulina	=
Azúcar antes de la colación	92 mg	
Azúcar 2 hrs después de la colación	125 mg	
Grupos de alimentos que NO suben azúcar		
Proteínas queso, huevo, carne res, pollo, cerdo	1 rebanada de jamón	
Grasas almendras, aceites, aguacate ,mayonesa, mantequilla, crema	1 cda de mayonesa	

* 15 Hidratos de carbono (HC) es igual a 1 cucharada de azúcar.

"Tan normal como usar lentes"
Guía para vivir bien con diabetes
5
CAPÍTULO

Grupos de alimentos que suben el azúcar y contienen 15 HC* cada porción gasta 1 unidad de insulina	Menú ejemplo COMIDA 4 porciones de alimentos con HC	Menú Personal COMIDA Elige 4 porciones de alimentos con HC
Verduras Porción promedio 1 ½ taza =15HC 1 taza chayotes = 15HC 1 taza de calabacitas = 15 HC	2 tazas sopa de calabacitas = 15 HC= 1	
Frutas Porción promedio ½ taza=15HC 1 taza papaya = 15HC 1/2 manzana = 15 HC		
Panes y Cereales Porción promedio ½ taza =15HC ½ taza arroz o pasta = 15HC 1 tortilla o un pan de caja = 15 HC	½ taza de arroz y una tortilla = 30 HC= 2	
Leguminosas Porción promedio ½ taza=15HC ½ taza de frijoles =15HC	½ taza de frijoles = 15 HC= 1	
Leche y Yogurt Porción promedio 1 taza =15HC 1taza leche entera = 15HC 1 taza yogurt = 15 HC		
Total de raciones con HC (azúcar)	= 4 porciones	=
Total de insulina que gastan	= 4 unidades de insulina	=
Azúcar antes de la comida	132 mg	
Azúcar 2 hrs después de la comida	140 mg	
Grupos de alimentos que NO suben azúcar		
Proteínas queso, huevo, carne res, pollo, cerdo	150 gr de carne asada	
Grasas almendras, aceites, aguacate ,mayonesa, mantequilla, crema	2 cdas de guacamole	

* 15 Hidratos de carbono (HC) es igual a 1 cucharada de azúcar.

Grupos de alimentos que suben el azúcar y contienen 15 HC* cada porción gasta 1 unidad de insulina	Menú ejemplo CENA 4 porciones de alimentos con HC	Menú Personal CENA Elige 4 porciones de alimentos con HC
Verduras Porción promedio 1 ½ taza =15HC 1 taza chayotes = 15HC 1 taza de calabacitas = 15 HC	1 taza de chayotes = 15 HC= 1	
Frutas Porción promedio ½ taza=15HC 1 taza papaya = 15HC 1/2 manzana = 15 HC		
Panes y Cereales Porción promedio ½ taza =15HC ½ taza cereal o ½ bolillo = 15HC 1 tortilla o un pan de caja = 15 HC	2 panes de caja para un sándwich = 30 HC= 2	
Leguminosas Porción promedio ½ taza=15HC ½ taza de frijoles =15HC		
Leche y Yogurt Porción promedio 1 taza =15HC 1taza leche entera = 15HC 1 taza yogurt = 15 HC	1 taza de yogurt = 15 HC= 1	
Total de raciones con HC (azúcar)	= 4 porciones	=
Total de insulina que gastan	= 4 unidades de insulina	=
Azúcar antes de la cena	110 mg	
Azúcar 2 hrs después de la cena	137 mg	
Grupos de alimentos que NO suben azúcar		
Proteínas queso, huevo, carne res, pollo, cerdo	1 rebanada de jamón y queso	
Grasas almendras, aceites, aguacate ,mayonesa, mantequilla, crema	1 cda de mayonesa	

* 15 Hidratos de carbono (HC) es igual a 1 cucharada de azúcar.

Actividad 2

Marca con una cruz los alimentos que contienen azúcar.

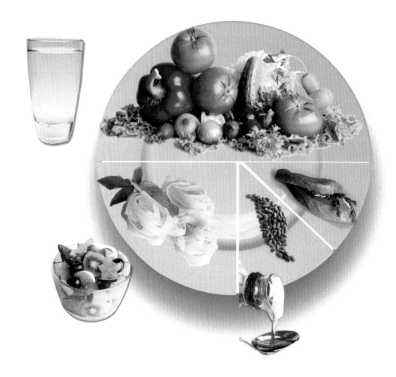

Errores frecuentes

- No debes saltarte comidas, siempre establece horarios de no más de 5 horas sin comer
- Evita comer porciones muy grandes
- No combinar diferentes grupos de alimentos en cada comida

Verduras, pasta, fruta

Respuestas:

Ejercicio: la mejor medicina

"La vida no se trata de lo duro que golpees, se trata de qué tan duro puedas ser golpeado y continuar avanzando. Cuánto puedes recibir y seguir avanzando. Así es como se gana"
Rocky Balboa; Sylvester Stallone, actor

Siguiendo con los mitos, muchas personas creen que cuando se vive con diabetes ya no deben de hacer ejercicio. Sin embargo, al igual que la alimentación, hacer ejercicio es parte de los pilares del tratamiento, porque ayuda a mantener los niveles de glucosa en control. No olvides que el ejercicio es uno de los factores que ayuda a disminuir la glucosa (azúcar) en la sangre, y a diferencia de cualquier medicina tu dosis de ejercicio la puedes tomar varias veces al día y todos los días.

Beneficios del ejercicio

Si la frase de Rocky no te inspiró lo suficiente para levantarte del sillón y hacer ejercicio, entonces deja platicarte sobre todos los beneficios de hacer ejercicio. Seguro cuando leas todo lo que ganarás por mantenerte activo con regularidad, entonces sí saldrás corriendo a hacer ejercicio.

En primer lugar no necesitas entrenar como un campeón para obtener todos los beneficios de realizar ejercicio, con tan sólo ejercitarte de 30 a 60 minutos diarios verás resultados. Igualmente, no es necesario hacerlo todo en una sola sesión, puedes ejercitarte en intervalos de 10 o 15 minutos a lo largo del día.

Si te ejercitas con regularidad podrás:

- Bajar de peso
- Fortalecer músculos, huesos y corazón
- Aumentarán tus niveles de energía
- Ser más flexible
- Disminuye la presión arterial
- Aumenta la grasa buena (HDL) y disminuye la grasa mala (LDL)
- Verte y sentirte mejor

- Mejorar las funciones del cerebro
- Evitar problemas de articulaciones
- Mejorar tu vida sexual
- Disminuir tus niveles de estrés
- Y como ya se mencionó, controlar los niveles de azúcar (glucosa) en la sangre

Seguramente no conocías ningún medicamento que te brindara todos estos beneficios juntos.

Consejos para mantenerse activo a lo largo del día:

- Si gran parte del día estás trabajando en un escritorio, puedes mover piernas y pies (simulando que caminas, marchas, practicas natación, aceleras y frenas tu auto). Asimismo, puedes mover los brazos simulando ejercicios de gimnasio.

- Evita usar el automóvil si no es necesario, camina o utiliza una bicicleta para llegar a tu destino.

- Juega con tu mascota.

- Usa las escaleras en lugar del elevador o escaleras eléctricas.

- Realiza labores del hogar (lavar el coche, limpiar la casa o trabajos de jardinería).

- Juega con tus hijos.

- Si estás guardando objetos o moviéndolos de lugar, en vez de cargar con todos, realiza varios viajes.

- Estaciona tu automóvil lejos de la entrada del supermercado, centro comercial, cine, etc.

> Ahora ya tienes una lista de ejercicios para los cuales no necesitas ir a un parque o gimnasio, además se ajustan a tu agenda diaria.

Plan de ejercicio:

Empezar un plan de ejercicio no es complicado, cualquier tipo de actividad física te ayudará a mejorar tu salud. Pero realizar diferentes tipos de ejercicio contribuirá a obtener mejores resultados, combina ejercicios de los siguientes tipos:

Aeróbico (caminar, nadar, andar en bicicleta, correr) este tipo de actividad mejora tu condición física y mantiene sano tu corazón.

Resistencia (levantamiento de pesas) te ayudarán a fortalecer tus músculos y acelerar tu metabolismo.

Flexibilidad (yoga) mejoran el movimiento de tus articulaciones.

Medidas de precaución antes de comenzar:

- Utiliza zapatos cómodos y adecuados para el tipo de ejercicio que vas a realizar. Si no usas el calzado adecuado podrías causarte heridas en los pies.

- Porta algún tipo de identificación que indique que eres una persona que vive con diabetes.

- Mide tus niveles de glucosa antes y después de realizar ejercicio. Si antes de hacer ejercicio tus niveles están por encima de 250 mg/dl NO debes de hacer ejercicio y comunícate con tu médico para que te ayude a regresar a los niveles adecuados.

- Además de medir tus niveles de azúcar antes de hacer ejercicio debes consumir un alimento que contenga 15 g de azúcar, con proteínas y grasa, éste puede ser un yogurt pequeño, una barra de cereal o medio sándwich, ya que te ayudará a subir y mantener tu azúcar en un nivel adecuado.

- Siempre lleva contigo una botella con agua para mantenerte hidratado mientras te ejercitas.

- Con el ejercicio te verás y sentirás mejor, antes de empezar un plan de ejercicio consulta a tu médico y de ser posible a un instructor que te ayude a diseñar un plan de ejercicio a tu medida.

- Antes de comenzar verifica tu estado de salud y consulta con un especialista qué tipos de ejercicio podrías realizar.

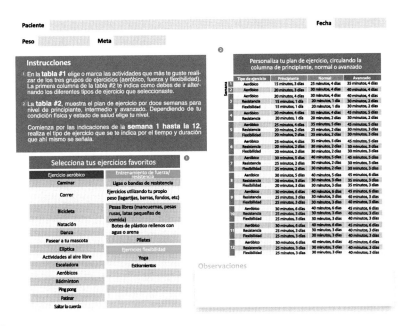

Plan de ejercicio

Utilizando el block de prescripción de ejercicio desarrollado por EduSalud, te mostramos cómo podrías realizar un plan de actividad física. (Encuéntralo en www.edusalud.com.mx)

Post-tips

■ El ejercicio funciona como un poderoso medicamento para bajar de peso, controlar diabetes, prevenir enfermedades y combatir depresión.

■ Combina diferentes tipos de ejercicio.

■ Si tus niveles de glucosa son mayores a 250 mg/dl no realices ejercicio.

Actividad 1

Escribe tres ejercicios que puedes realizar en casa:

_____

_____

_____

Actividad 2

Anota tres colaciones que puedes consumir antes de empezar a realizar ejercicio:

_____

_____

Errores frecuentes

■ No revisar los niveles de azúcar antes de hacer ejercicio
■ No tomar una colación antes o durante el entrenamiento
■ Verificar estado de salud con el médico antes de comenzar un plan de actividad física

Control de peso

"Cuida tu cuerpo. Es el único lugar que tienes para vivir"
Jim Rohn; empresario y orador motivacional

"Si ya tengo diabetes para qué cuido mi peso", éste es otro de los mitos que existen; sin embargo, mantener un peso saludable ayuda a controlar los niveles de azúcar (glucosa), colesterol y presión arterial; también de prevenir otro tipo de complicaciones (como infartos cardiaco y cerebral). Además, en caso de que lo necesites, no debes perder mucho peso para que comiences a sentir y notar cambios en tu salud.

¿Cuál es el peso adecuado?

Para saber si se tiene un peso adecuado se utiliza el índice de masa corporal (IMC); este índice calcula la relación entre peso y estatura. Esta proporción es una forma sencilla para determinar si tienes un peso normal, bajo u obesidad.

Para calcular el IMC se divide el peso de una persona en kilos por el cuadrado de su estatura en metros (kg/m2). Por ejemplo: peso 89 Kg, estatura 1.67 metros; el cálculo se realiza de la siguiente forma, IMC = 89 / (1.67 x 1.67) = 89 / 2.7889 = 31.9 (IMC).

A continuación, se muestra una tabla con la clasificación del IMC:

$$IMC = \frac{Peso\ (Kg)}{Talla\ (m)^2}$$

Clasificación de la OMS	
Clasificación	**IMC (KG/M²)**
Bajo peso	**<18.50**
Grave delgadez	**<16.00**
Moderada delgadez	**16.00-16.99**
Leve delgadez	**17.00-18.49**
Normal	**18.50-24.99**
Pre-obesidad	**25.00-29.99**
Obesidad clase I	**30.00-34.99**
Obesidad clase II	**35.00-39.99**
Obesidad clase III	**≥40.00**

Otra manera de saber si se tiene un peso saludable es midiendo el tamaño de la cintura: si se tiene una cintura mayor a 80 cm en mujeres y cintura mayor a 90 cm en hombres; entonces se tiene sobrepeso. Si no tienes forma de medir tu IMC o cintura te recomendamos acudir con un especialista de la salud para que realice una evaluación de tu peso.

¿Cómo lograr un peso adecuado?

Bajar de peso o mantener un peso saludable no es tan complicado como parece, de hecho para lograrlo sólo es necesario saber sumar y restar. Pero, ¿qué tienen que ver las matemáticas con mantener un peso saludable? La respuesta es más sencilla de lo que piensas, ya que sólo debes sumar las calorías que consumes contra las calorías que gastas.

En otras palabras, el aumento o disminución de peso es un balance entre calorías ingeridas (sumadas) y consumidas (restadas). Nuestro cuerpo necesita energía para trabajar, las calorías nos brindan esa energía, pero si comes en exceso y no practicas ejercicio vas acumulando calorías en tu cuerpo, las cuales se almacenan en forma de grasa.

Los alimentos que comemos contienen azúcares, proteínas y grasas. Si sumas la cantidad de gramos de azúcares, proteína y grasa de tus alimentos obtienes el total de calorías de tu comida (azúcar + proteína + grasa = calorías). Por lo que, comer grandes porciones o alimentos poco saludables hace que sumes muchas calorías. Elegir alimentos que contienen menos calorías y beber agua simple, ayuda a no sumar muchas calorías a tu alimentación.

Por otra parte, para restar calorías debemos mantenernos activos. A lo largo del día estamos gastando calorías: cuando trabajas, cocinas, manejas tu auto, subes y bajas las escaleras, paseas al perro, en resumen, cualquier actividad física gasta o resta calorías. Procura realizar ejercicio a diario para eliminar las calorías extras que consumes.

En general, para mujeres que no llevan un estilo de vida muy activo se recomienda un consumo entre 1,000 y 1,200 calorías al día. Si realizan algún tipo de actividad física es de 1,000 a 1,500 calorías. Para hombres que no son muy activos el consumo de calorías recomendado es de 1,000 a 1,500 calorías y si son más activos es de 1,500 a 1,800. Antes de comenzar un plan de alimentación te recomendamos visitar a un especialista de la salud, quien te podrá indicar un plan de alimentación a tu medida con las calorías correspondientes para tu estilo de vida.

Resumiendo, las matemáticas para perder peso se ven de la siguiente forma: comer saludablemente + realizar ejercicio = bajar de peso. Comer mucho + no hacer ejercicio = subir de peso. Por último, para reducir las calorías que consumes a lo largo del día te aconsejamos tomar agua simple en lugar de refrescos, jugos o aguas de sabor.

Finalmente, antes de empezar una dieta o plan de alimentación te sugerimos visitar a un médico o nutriólogo que te ayude a diseñar un plan acorde a tus necesidades, objetivos y estado de salud.

Post-tips

- Toma agua simple, evita las bebidas azucaradas y así lograrás reducir la cantidad de calorías que consumes a lo largo del día.
- Complementa tu dieta con un plan de ejercicio para obtener mejores resultados.
- Lograr o mantener un peso adecuado ayuda a prevenir complicaciones.

Actividad 1

Calcula tu índice de masa corporal

Peso_____ kg.   Estatura_____ metros

IMC = Peso / (Estatura x Estatura) =

IMC _____ / (_____ x _____) = _____

Errores frecuentes

- Saltarse comidas para reducir el consumo de calorías, esto solo provocará que tengas más hambre a lo largo del día.
- Utilizar remedios caseros o productos milagro.
- No todos los productos light son libres de calorías, revisa las etiquetas antes de incluirlos en tu plan de alimentación.

"Tan normal como usar lentes"
Guía para vivir bien con diabetes
8
CAPÍTULO

Medicamentos e Insulinas

"El humor es un antídoto contra todos los males"
Patch Adams, médico y activista

Un mito más acerca de la diabetes es que su tratamiento médico (medicinas e insulinas) es muy costoso. La realidad es que gran parte del control de la diabetes se logra con un estilo de vida saludable (alimentación y ejercicio). Si se establecen cambios en el estilo de vida, entonces no será necesario realizar una gran inversión en medicamentos. Igualmente, si tu médico te prescribe algún tratamiento debes seguir sus indicaciones y ser constante, de esta forma le sacarás más jugo a tus medicamentos e insulinas y verás los beneficios de tu inversión.

¿Qué tipos de medicamentos hay y cómo funcionan?

Existen diversos medicamentos para mantener sus niveles de azúcar en la sangre y se clasifican por su mecanismo de acción. A continuación, se presenta una lista con los medicamentos más comunes:

Biguadinas (Metformina): ayuda a que la insulina se utilice mejor, reducen la cantidad de azúcar almacenada que libera el hígado en el cuerpo. También, ayuda a perder un poco de peso. No se debe utilizar durante el embarazo y lactancia y se debe consumir con alimentos.

Sulfonilureas y glinidas (Clorpropamida, Repaglinida, Glipizida): estimulan la secreción de insulina, estos son algunos de los medicamentos que se comenzaron a utilizar para tratar la diabetes. Todavía se usan y se deben de consumir antes de comer, si no se consumen alimentos después de tomarlos pueden ocasionar que baje mucho el azúcar (hipoglucemias).

Inhibidores de la encima Alfa Glucosidasa (Acarbosa y Miglitol): estos disminuyen la absorción de los azucares o hidratos de carbono contenidos en los alimentos.

Provocan que la glucosa se absorba más lento. Se deben consumir con el primer bocado de cada comida. Se debe evitar mezclar este tipo de medicamentos con el uso de antiácidos o enzimas digestivas.

Inhibidores DPP-4 (Sitagliptina, Liragliptina, Vildagliptina y Saxagliptina): trabajan en el intestino delgado y páncreas, ayudan a que el cuerpo produzca insulina de mejor calidad durante las comidas y controlan la glucosa del hígado.

Miméticos de las incretinas (Liraglutide y Exenatide): medicamentos inyectables que al igual que los Inhibidores de DPP-4 ayudan a que el cuerpo produzca insulina de mejor calidad durante las comidas y controlan la glucosa del hígado.

Glucosúricos (Canaglifozina, Empaglifozina y Dapaglifozina): eliminan azúcar por la orina, ayudando a controlar el peso, niveles de azúcar y disminuyen la presión.

También, es probable que tu tratamiento para controlar la diabetes incluya medicamentos para la presión alta y colesterol. Finalmente, es importante saber que no existe un tratamiento general para todos los pacientes, los médicos establecen las dosis y tipos de medicamentos dependiendo de las necesidades de cada persona, con base a sus exámenes de laboratorio y estado de salud.

Tipos de Insulina y funcionamiento

Si tu médico te prescribió usar insulinas te aconsejamos acudir con un educador en diabetes para aprender las técnicas de inyección, preparación y conservación de la insulina para utilizarla de manera adecuada. Existen muchos mitos sobre el uso de insulinas, pero la insulina es vida, es decir todos producimos insulina con o sin diabetes.

La insulina se prescribe para suplir la que ya no produce el páncreas y nivelar tu azúcar cuando comes, de manera parecida a como lo hace el organismo cuando se vive sin diabetes. La insulina se debe aplicar en forma coordinada con los horarios de comida y ejercicio. Tu médico te debe indicar el tipo insulina, dosis y frecuencia de uso, de acuerdo a tu tipo de diabetes (1 o 2), alimentos, ejercicio y medicamentos.

A continuación, se presenta una tabla que muestra como es la secreción normal de insulina cuando se vive sin diabetes y los tipos de insulina más usados, su tiempo de inicio, punto máximo, duración y nombre genérico.

Secreción normal de insulina cuando se vive sin diabetes

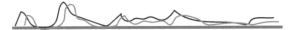

Azúcar en la sangre después de comer línea verde. **Insulina para comidas** línea morada. **Insulina basal** línea azul

Insulinas inyectadas con las que se reemplaza las que produce el cuerpo en diabetes, existen 2 tipos:	Nombre genérico	Inicio (comienza a actuar)	Punto Máximo (acción más fuerte)	Duración (por cuanto tiempo actúa)	Líneas rojas representan tiempos de acción de insulinas. Líneas verdes azúcar en la sangre
1. Similares en sus tiempos de acción las que produce el cuerpo (fisiológicas), con mecanismos de acción más avanzados que las no fisiológicas.	Insulina comidas **Aspart Glulisina Lispro**	10 a 20 min.	1 a 2 horas	3 a 5 horas	hrs 0 2 4 6 8
	Insulina basal **Gliargina Detemir Degludec**	1 a 3 horas	Sin punto máximo	18 a 24 horas	hrs 0 2 4 6 8
2. Tiempos de acción diferentes a las que se producen en el cuerpo (no fisiológicas).	Insulina comidas **Rápida**	30 a 60 min.	2 a 4 horas	4 a 8 horas	hrs 0 2 4 6 8
	Insulina intermedia **NPH**	1 a 3 horas	4 a 10 horas	10 a 18 horas	hrs 0 2 4 6 8

Sitios de inyección de insulina frente y vuelta del cuerpo:

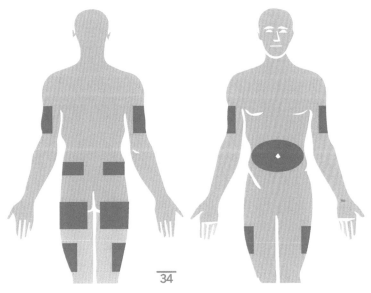

Post-tips

- No realices ninguna modificación a tu tratamiento antes de consultar a tu médico
- En cada visita al médico recuerda revisar o realizar ajustes a tu tratamiento
- Al igual que la alimentación y el ejercicio, los medicamentos e insulinas son una parte fundamental para el control de la diabetes

Errores frecuentes

- No revisar fecha de caducidad de los medicamentos
- No resguardar la insulina del sol o el calor
- Modificar o no consumir la dosis que estableció el doctor
- No medir los niveles de azúcar antes de usar insulina
- No sincronizar el consumo de alimentos y el uso de insulina.

Actividad

Anota las dudas que tengas sobre medicamentos e insulinas y en tu próxima visita al doctor coméntalas con tu especialista:

_____

_____

_____

_____

"Tan normal como usar lentes" 9
Guía para vivir bien con diabetes
CAPÍTULO

Prevención: la clave de una vida saludable

"La salud es la riqueza real, y no piezas de oro y plata"
Mahatma Gandhi; político y activista

"El control de mi diabetes depende de los doctores, de mis papás o de mi esposa". Esta frase representa otro mito de la diabetes. La realidad es que casi todos los cuidados, sobre todo los del día a día (alimentación, ejercicio, medir la glucosa, seguir tratamiento médico) dependen de ti. Sin embargo, esto no quiere decir que no te puedas apoyar en tu equipo de salud (médico, nutriólogo, educador en diabetes, enfermera, cardiólogo, entre otros), tus familiares y amigos.

Los niveles altos de azúcar en la sangre, causados por la falta de control y no tomar las medidas necesarias de prevención, pueden provocar daños en ojos, riñones, nervios de los pies, derrame cerebral y enfermedades del corazón.

Así como llevas tu coche al taller para darle mantenimiento, revisar el motor, los niveles de aceite, líquido de frenos, sistema eléctrico, entre otras cosas; piensa que tu cuerpo es como un carro y por lo tanto durante el año debes visitar a tu doctor para verificar tu estado de salud y así evitarás complicaciones. ¿Qué quieres cuidar más: tu coche o tu cuerpo?

¿Qué es lo que debo monitorear día con día y con ayuda de mi equipo de salud?

Corazón y Cerebro	▪Debido al exceso de azúcar y grasa en el cuerpo se pueden dañar las arterias provocando altos niveles de presión arterial y colesterol, que lesionan y tapan las arterias, ocasionando problemas cardiacos o en cerebro. ▪Para evitar problemas del corazón, en cada visita al médico y por lo menos una vez al día revisa tu presión ▪Para las personas que viven con diabetes se recomienda mantener una presión por debajo de 130/80 mmHg. ▪ Llevar una alimentación saludable, evitar los alimentos con sal y realizar ejercicio ayudan a prevenir problemas del corazón.
Colesterol	▪Además de revisar la presión, para evitar problemas del corazón, tu doctor te puede solicitar que examines tu colesterol (revisar cada 3 o 6 meses). ▪Los niveles recomendados son los siguientes. **Colesterol= menos de 200 mg/dL** **Colesterol LDL = menos de 100 mg/dL** **Colesterol HDL = más de 40 mg/dl para hombres y más de 50 mg/dl para mujeres** **Triglicéridos = Menos de 150 mg/dL**

Peso	• Perder peso o mantenerlo es una parte importante del control de la diabetes.
	• **En cada consulta** tu doctor debe evaluar tu peso o IMC. Igualmente, puedes revisar tu peso o IMC una vez por semana en tu casa.

Plan de alimentación y ejercicio	▪**En cada consulta** es importante que platiques con tu médico acerca de los resultados u observaciones que tengas sobre tus hábitos de alimentación y ejercicio.
	▪Por ejemplo, si deseas probar algún nuevo producto que se anuncie como apto para personas que viven con diabetes o si sientes alguna molestia al hacer actividades físicas.

Niveles de Azúcar (glucosa)	**Con ayuda de un medidor de glucosa (glucómetro) debes de revisar tus niveles de azúcar todos los días (y varias veces al día):**
	▪ **Examen de hemoglobina glucosilada HbA1C (revisar 3 a 6 meses)** tu médico puede pedirte esta prueba, la cual indica tu promedio de azúcar en la sangre de los últimos dos o tres meses.
	• Se recomienda un **nivel de A1C menor de 7%** para la mayoría de los casos.

Ojos	• **Por lo menos una vez al año debes de acudir con tu oculista para que revise tus ojos.**
	• Para evitar problemas en tus ojos debes mantener tus niveles de azúcar y tu presión bajo control.

Riñones	Cuando acudas al médico, él te pedirá exámenes de:
	▪ **Micro albuminuria (cada 6 meses o una vez al año)** se recomiendan niveles por debajo del 30 mg.
	▪ **Filtrado glomerular (cada año)** se recomienda un resultado por **encima del 60%.**
	Estas pruebas se utilizan para verificar que tus riñones estén funcionando correctamente.

Nervios	Los nervios transmiten todas las sensaciones que capta tu cuerpo; sin embargo, tener el azúcar alta va desgastando tus nervios evitando que puedas sentir las cosas como antes.
	▪ Para evitar problemas en nervios, todos los días debes estar al pendiente de tus niveles de azúcar y presión arterial, así como de cuidar la piel, manos y pies.

- Si tus nervios no funcionan adecuadamente podrías sufrir lesiones y no darte cuenta.

Piel

- Para evitar problemas en la piel mantén tus niveles de azúcar en control.

- Todos los días utiliza jabones suaves y humectantes para evitar problemas en la piel; igualmente, usa crema para evitar resequedad.

Pies

- Si se dañan los nervios de tus pies (por altos niveles de glucosa) podrías no sentir dolor y sufrir heridas. Al no tener la misma sensación en la piel de tus pies, incluso una pequeña herida se podría complicar provocando una infección.

- **En cada visita tu médico** debe de revisar la sensibilidad y buena circulación en los pies y lo más importante, verificar que no exista ningún tipo de herida.

Cuidados diarios de los pies:

- Revisa bien todas las partes de tus pies para detectar heridas.
- Lava diariamente tus pies con agua tibia.
- Seca bien los pies con una toalla suave.
- Humecta tus pies con crema.
- Utiliza calcetines suaves y sin costuras.
- También usa zapatos cómodos*.
- Las lesiones en los pies (o dedos de los pies) se deben de tratar de forma inmediata, ya que pueden derivar en un mal control de los niveles de azúcar, infecciones o amputaciones.

*Se recomienda utilizar zapatos anchos para evitar que rocen los dedos y piel. Igualmente, zapatos sin tacones o suelas altas, procura que todos los materiales de tus zapatos sean suaves.

Tiroides

- Cuando se vive con diabetes es importante revisar que la tiroides funcione correctamente, los problemas de tiroides pueden derivar en complicaciones como sobre peso y un mal estado de ánimo (depresión).

- Para verificar que no exista ningún problema el doctor te puede solicitar la **prueba de Tiroides Tsh (cada 6 o 12 meses).**

Dientes

- **La diabetes también puede provocar problemas en tus dientes**, específicamente puede hacer que tengas infecciones en las encías y pérdida de piezas dentarias.

- **Para evitar problemas debes ir al dentista por lo menos dos veces al año** para que revise tus dientes. Igualmente, lávate los dientes **tres veces al día** y utiliza un cepillo dental de cerdas suaves.

Por último, te recomendamos que antes de cada visita al médico, anotes tus dudas y no tengas miedo de comentárselas. Establecer una buena comunicación con tu equipo médico, también es parte fundamental para lograr un buen control de la diabetes.

En la sección 13. ¿Cómo está mi salud y la de mi familia?, están dos cuestionarios con los cuales podrás evaluar el riesgo que tienes de desarrollar alguna enfermedad crónica, estos exámenes te ayudarán a prevenir complicaciones de salud para ti y tu familia.

Igualmente, en la sección 14. Tabla de seguimiento, encontrarás un formato para llevar un registro de los diferentes cuidados que se mencionaron a lo largo de este apartado. Realizar registros de las visitas al médico y exámenes de laboratorio son una excelente forma de prevenir las complicaciones asociadas a la diabetes.

Actividad

Responder los formatos de las secciones 13 y 14

Errores frecuentes

- No consultar tus dudas al médico.
- Preocuparte y no ocuparte de las complicaciones.
- No llevar un seguimiento al tratamiento y posibles complicaciones.
- Pensar que sólo por tomar los medicamentos estarás controlado.

Post-tips

- En cada visita al médico revisa tu estado de salud y exámenes de laboratorio para evitar complicaciones.
- En diabetes, además del control del azúcar, es importante revisar los niveles de colesterol (HDL, LDL y triglicéridos) para evitar daños en cerebro, corazón, dientes, riñones, pies y ojos.
- Apóyate en tu familia y tu médico, pero recuerda que el control está en tus manos.
- Acude por lo menos dos veces al año con tu médico para evitar complicaciones

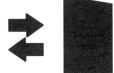

¿Cómo lograr cambios de hábitos?

"Si lo puedes soñar, lo puedes lograr"
Walt Disney; empresario, productor y director.

"Vivir con diabetes es muy difícil, se necesitan hacer muchos cambios y sacrificios", éste es otro de los mitos de la diabetes. Es verdad que lograr cambios en estilo de vida (alimentación y ejercicio) puede costar un poco de trabajo; sin embargo, no es imposible. La clave está en establecer metas a corto, mediano y largo plazo. Es más sencillo ir paso a paso que tratar de implementar muchos cambios de un solo golpe.

Igualmente, es importante que recuerdes que vivir bien con diabetes depende de ti. Tu equipo de salud (médico, nutrióloga, educador en diabetes, etc) y familia te pueden apoyar para llevar un mejor estilo de vida, pero al final depende de ti alcanzar todas tus metas de control y seguir disfrutando de la vida. A continuación, te presentamos algunos puntos que debes considerar para establecer metas y alcanzar tus objetivos.

Determina una meta: define en una frase o frases las metas que quieres alcanzar (bajar de peso, comenzar a ejercitarme, lograr un buen control de la diabetes).

Escribe tu(s) meta(s): _____
_____

Evalúa tus metas: establece parámetros que te ayuden a medir tus metas (perder 2 kilos en dos semanas, hacer por lo menos 15 minutos de ejercicio al día, mantener mis niveles de azúcar en los rangos de control).

¿Cómo vas a evaluar tu progreso?
_____
_____

Define una estrategia: qué acciones concretas podrías realizar para lograr tu objetivo, (ir con un nutriólogo, salir a caminar todos los días, seguir las indicaciones del médico al pie de la letra).

Escribe tu(s) estrategia(s): _____
_____

Barreras de cambio: piensa qué barreras podrías tener y escribe cómo las podrías superar (falta de tiempo: levantarme más temprano, no tengo dinero para pagar un gimnasio: ir a un parque público, tengo dudas sobre la diabetes: aclararlas con mi médico).

Escribe tu(s) barrera(s) y solución(es):
_____
_____

Red de apoyo: realizar cambios puede ser complicado, pero con el apoyo de otras personas es más sencillo, (familia, amigos, equipo de salud (enfermera, educador en diabetes, nutriólogo, médico, compañeros de trabajo).

¿Cuál es tu red de apoyo?: _____
_____

Saltando barreras: ya estableciste una meta o metas, tienes tus estrategias, conoces tus barreras y como solucionarlas; también, ya has determinado cual es tu red de apoyo, ¿sigues pensando que existe alguna barrera imposible de saltar? Ya soñaste una vida saludable, ahora la puedes lograr.

Post-tips

- Recuerda que el que tiene un por qué tiene un cómo; en otras palabras, piensa en los motivos y beneficios que obtendrás al lograr cambios en tu estilo de vida.
- Realiza cambios poco a poco y recuerda que no todo se logra en la primera oportunidad.
- Si no alcanzas una de tus metas analiza qué sucedió y vuélvelo a intentar.

Actividad

Responde el cuestionario que se presenta en esta sección.

Errores frecuentes

- Pensar que es muy difícil lograr cambios cuando se vive con diabetes.
- No aprender de los errores y repetirlos.
- Pensar que el control de la diabetes no está en tus manos.

"Tan normal como usar lentes"
Guía para vivir bien con diabetes
11 CAPÍTULO

Embarazo y Sexualidad en la diabetes

"Todo lo que necesitas es amor"
John Lennon; artista, cofundador de los Beatles

"Las mujeres con diabetes no pueden tener hijos". Esta frase también forma parte de los grandes mitos de la diabetes. Es totalmente falso que las mujeres con diabetes no se puedan embarazar y tener hijos. Sin embargo, es necesario tomar ciertas medidas de precaución para que ni la madre, ni el bebé tengan complicaciones de salud. Algunas medidas que pueden realizar las mujeres antes, durante y después del embarazo para evitar complicaciones son:

1.- Planificar el embarazo: antes de embarazarte consulta a tu médico. Este tiene que evaluar tu estado de salud, aconsejarte cómo lograr y mantener el control del nivel de azúcar en la sangre. Es fundamental que las futuras mamás mantengan sus niveles de azúcar (glucosa) en control antes, durante y después del embarazo para reducir las probabilidades de que se presenten complicaciones.

También, tu médico podría sugerir ajustes en tu tratamiento para el control de la diabetes. Igualmente, si se tienen problemas de sobrepeso, el médico podría recomendar perder peso antes de embarazarse, como parte del plan para controlar tu azúcar en la sangre.

2.- Consulta a tu médico desde etapas iniciales y con frecuencia: durante el embarazo, una mujer que tiene diabetes necesita acudir con su médico con más frecuencia. El doctor y tu equipo de especialistas pueden trabajar juntos para prevenir o detectar problemas en forma temprana.

3.- Alimentación y ejercicio: sigue un plan de alimentación y actividad física para mantener tus niveles de azúcar, peso y presión sanguínea en control.

4.- Medicamentos e insulina: siempre consulta a un especialista para que te asesore sobre los medicamentos e insulina que puedes y debes de consumir durante tu embarazo para proteger la salud del bebé.

Sexualidad

Si no se tiene un cuidado adecuado de la diabetes, ésta puede ocasionar problemas en tu vida sexual. En la sexualidad y la diabetes, se debe estar bien informado y tener una actitud sin prejuicios o falsas creencias. Tanto los hombres (disfunción eréctil) como las mujeres (infecciones o resequedad vaginal) pueden tener complicaciones en su vida sexual; asimismo, las dificultades se pueden dar a nivel físico o psicológico. Por otra parte mantener un nivel adecuado de glucosa te permite tener un desempeño sexual óptimo.

Físicamente los problemas se pueden desarrollar por daños en los vasos sanguíneos, en los nervios, cambios hormonales y el consumo de ciertos medicamentos. Estas complicaciones pueden derivar en problemas a nivel emocional, así como generar rechazo y poca aceptación de tu cuerpo, angustia por no tener relaciones sexuales satisfactorias, depresión, vergüenza y problemas con tu pareja.

Es importante buscar información y acudir con tu médico al presentarse los primeros síntomas. Controlar tus niveles de glucosa y presión arterial evitará que tengas complicaciones. Asimismo, es aconsejable evitar el abuso del tabaco y el alcohol. Por último, siempre mantén una buena comunicación con tu pareja.

Post-tips

- Las mujeres que viven con diabetes sí se pueden embarazar y tener hijos sanos.
- La clave del éxito es tomar las precauciones necesarias antes, durante y después del embarazo.
- Consulta con tu médico y pareja cualquier duda que tengas sobre cómo la diabetes puede afectar tu vida sexual.

Actividad 1

Escribe todas tus dudas sobre sexualidad y embarazo relacionadas con la diabetes y coméntalas en tu próxima visita al médico.

_____

_____

Errores frecuentes

- Pensar que la diabetes es un impedimento para disfrutar de tu vida en pareja.
- No llevar un seguimiento adecuado del plan de alimentación durante el embarazo.

Actividad 2

Toma un tiempo para hablar con tu pareja y saber qué opina sobre la diabetes, si ésta ha afectado tu vida sexual y qué pueden hacer para solucionarlo.

"Tan normal como usar lentes"
Guía para vivir bien con diabetes
12 CAPÍTULO

¿Cómo está mi salud y la de mi familia?

Contesta las preguntas de este cuestionario para conocer tu estado de salud y qué tan propensa es tu familia a desarrollar enfermedades como obesidad, diabetes e hipertensión.

Instrucciones. Suma el puntaje de cada uno de los rubros.

Pregunta	Respuesta	Puntos
Haces poco o nada de ejercicio (<65 años)	Si	0
	No	5
¿Alguno(s) de tus hermanos padece o padeció diabetes mellitus?	Si	1
	No	0
¿Alguno de tus padres padece o padeció diabetes?	Si	1
	No	0
¿Has tenido algún bebé con más de 4 Kg al nacer?	Si	1
	No	0
Edad, años	<45	0
	45-64	5
	≥65	9
Índice de masa corporal*	Normal	0
	Pre-obesidad	5
	obesidad	10
Circunferencia de cintura, cm	Mujer <80 y hombre <90	0
	Mujer ≥80 y hombre ≥90	10

Suma = _____

Interpretación.

Puntaje	Interpretación	Recomendaciones
<5	Persona sana	Mantener los buenos hábitos: Dieta sana, práctica regular de actividad física y buen manejo de emociones, con revisión regular con el médico
5-14	Personas con riesgo de salud	Tomar acciones inmediatas para revertir el estado de salud. Estas medidas incluyen abandonar el tabaquismo (en caso de existir), el incremento en la actividad física, mejorar el manejo de las emociones negativas y reducir el consumo de grasas animales y alimentos industrializados.
>14	Persona con problema de salud	Acudir con el equipo de salud para que indique los cambios necesarios en el estilo de vida.

*Ver pag. 31 para saber como calcular imc.

"Tan normal como usar lentes"
Guía para vivir bien con diabetes
12 CAPÍTULO

Riesgo cardiovascular (OMS)

Pregunta	Respuesta	Puntos
¿Tu familia cercana tiene o tuvo presión alta o enfermedad renal?	Si	5
	No	0
¿Tienes diabetes?	Si	5
	No	0
¿Eres hipertenso(a)?	Si	5
	No	0
¿Fumas o has fumado durante los últimos doce meses?	Si	5
	No	0
¿Has tenido un infarto al corazón o una embolia cerebral?	Si	5
	No	0
¿Has tenido diabetes durante el embarazo?	Si	5
	No	0
Sexo Hombre	Si	5
	No	0

Interpretación.   Suma = _____

Puntaje	Interpretación	Recomendaciones
<5	Persona sana	Mantener los buenos hábitos: Dieta sana, práctica regular de actividad física y buen manejo de emociones, con revisión regular con el médico
5-14	Personas con riesgo de salud	Tomar acciones inmediatas para revertir el estado de salud. Estas medidas incluyen abandonar el tabaquismo (en caso de existir), el incremento en la actividad física, mejorar el manejo de las emociones negativas y reducir el consumo de grasas animales y alimentos industrializados.
>14	Persona con problema de salud	Acudir con el equipo de salud para que indique los cambios necesarios en el estilo de vida.

Tabla de seguimiento: consultas y exámenes de laboratorio

Te recomendamos mantener el formato actualizado con tus resultados, de esta forma será más sencillo para tu equipo de especialistas (médico, nutriólogo, educador en diabetes, entre otros), observar si se están alcanzando las metas de control o es necesario realizar algún ajuste al plan de alimentación, ejercicio o medicamentos.

	Fecha		
GRASA Peso (cada consulta) Meta:_____			
Índice de Masa Corporal (cada consulta) Meta:_____			
Cintura Meta: H: Menos de 90 M: Menos de 80			
Presión Arterial Meta: 130/80			
Colesterol (cada 3 a 6 meses) Meta: Menos de 200			
Triglicéridos (cada 3 a 6 meses) Meta: Menos de 150			
Ldl (grasa mala) (cada 3 a 6 meses) Meta: Menos de 70			
Hdl (grasa buena) Aumenta con Ejercicio (cada 3 a 6 meses) Meta: Más de 40			
AZÚCAR Azúcar en Ayunas Meta: 90 a 130			
Azúcar Después de Comer Meta: 100 a 150			
Bajas de Azúcar (menos de 70) Meta: Evitar			
Hemoglobina Glocosilada (cada 3 a 6 meses) A1 C Meta: Menos de 7			
COMPLICACIONES Filtrado Glomerular Meta: Más de 60 (cada año)			
Microalbuminuria Meta: Menos de 30 (cada 6 meses)			
Ojo Fondo de Ojo			
Dientes (2 veces al año)			
Pies (cada consulta)			
Tiroides Tsh (cada 6 a 12 meses)			
Otros Revisión electrocardiograma (1 vez al año)			

Mi espacio

"Nuestra vida es lo que nuestros pensamientos hacen de ella"
Marco Aurelio; emperador romano

Este espacio es para: escribir notas, olvidarte un rato de la diabetes, ordenar tus pensamientos, poner la lista del supermercado, comenzar a escribir un libro, pintar. En pocas palabras, éste es tu espacio y puedes hacer en él, lo que tú quieras.

Bibliografía

▪Abellán, José; Sainz de Baranda, Pilar; Ortín, Enrique. Guía para la prescripción de ejercicio físico en pacientes con riesgo cardiovascular, SHE-LELHA, 2010

▪ADA. Escoja vivir: Su guía para sobrevivir con diabetes. ADA, 2013

▪ ADA. ¿Qué puedo comer?: La guía de la diabetes sobre opciones de alimentos saludables. ADA, 2010

▪ ADA. Standards of medical care in diabetes-2015. Diabetes Care, 38 (Suppl 1) S1-S93, 2015

▪Borushek, Allan. Calorie Fat & Carbohydrate Counter. California: Family Health Publications, 2010

▪Glucocard. Food label facts, 2012, disponible en: www.glucocardyouchoose.com

▪ Hayes, Charlotte. The "I hate to exercise" Book for people with diabetes. ADA, 3rd edition, 2013

▪IDF. Sobre la diabetes. 2016, disponible en: http://www.idf.org/no- de/26452?lan- guage=es

▪Joslin Diabetes Center. Lo que usted necesita saber sobre la diabetes. Boston: Joslin Diabetes Center, 2012

▪ Napier, Kristine. How Nutrition Works. Ziff-Davis Press, California, 1995

▪Pérez, MCS Ana Bertha; Palacios, Dra. Berenice; Castro, MC Ana Laura; Flores, LN Isabel. Sistema Mexicano de Alimentos Equivalentes. Fomento de Nutrición y Salud A.C., Ogali, cuarta edición, México, 2014

▪ SSA. Cuestionario de Factores de Riesgo. 2010, disponible en: http://soportedgis.salud.gob.mx/sis/descargas/pdf/SIS_CuestionarioFactorRiesgo2010.pdf

▪WHO. Prevention of Cardiovascular Disease: Pocket Guidelines for Assessment and Management of Cardiovascular Risk. 2007, disponible en: http://www.who.int/cardiovascular_diseases/guidelines/Pocket-GL.ENGLISH.AFR-D-E.rev1.pdf

42280711R00030